CURA BIBLICA PARA LAS

ENFERMEDADES DEL CORAZÓN

VERDADES ANTIGUAS

REMEDIOS NATURALES Y LOS

 ÚLTIMOS HALLAZGOS

PARA SU SALUD

DON COLBERT, Dr. EN MED.

La cura bíblica para las enfermedades del corazón por
Don Colbert, Dr. en Med.
Publicado por Casa Creación
Una compañía de Strang Communications
600 Rinehart Road
Lake Mary, Florida 32746
www.casacreacion.com

No se autoriza la reproducción de este libro ni de partes
del mismo en forma alguna, ni tampoco que sea
archivado en un sistema o transmitido de manera alguna
ni por ningún medio–electrónico, mecánico, fotocopia,
grabación u otro–sin permiso previo escrito de la casa
editora, con excepción de lo provisto por las leyes de
derechos de autor de los Estados Unidos de
Norteamérica.

A menos que se indique lo contrario, todos los textos
bíblicos han sido tomados de la Versión Reina-Valera de
1960.

Copyright © 2001 por Don Colbert, M.D.
Reservados todos los derechos
ISBN: 0-88419-801-4

06 07 08 09 10 VP 8 7 6 5 4

Impreso en los Estados Unidos de Norteamérica

Prefacio

Hay esperanza para su corazón

La esperanza derrota a las estadísticas y le ayudará a vencer la amenaza de las enfermedades y los ataques al corazón. Casi medio millón de personas mueren anualmente en los Estados Unidos debido a las afecciones cardíacas, siendo los paros cardíacos el asesino número tres. En vez de convertirse en una de esas estadísticas, usted puede dar pasos positivos de manera natural y espiritual para derrotar las enfermedades del corazón. El riesgo de ataques y paros cardíacos se puede disminuir a través de cambios en su dieta y en su estilo de vida.

Es más, la enfermedad del corazón es una de las afecciones más tratables y evitables, a pesar de que causa *casi la mitad de todas las muertes* en los Estados Unidos. Esto significa que usted puede luchar, sobreponerse y ganar la batalla. Mediante cambios en el estilo de vida, buena nutrición, oración y lectura de la Biblia, usted puede responder con seguridad y esperanzas a esta enfermedad.

Los síntomas iniciales y las señales de alerta de la enfermedad del corazón no son una sentencia de muerte; son una advertencia de vida. Se requiere un cambio y se deben tomar pasos positivos. La manera en que usted vive y come no puede permanecer igual si quiere tener un corazón fuerte y saludable. Tenga valor y esperanza. Usted y Dios prevalecerán a medida que aprenda acerca de la cura bíblica para las afecciones cardíacas.

Este librito de cura bíblica le ayudará a mantener sano y en forma al templo que es su cuerpo, previniendo y venciendo las enfermedades del corazón. En estas páginas

descubrirá el plan divino de la salud para el cuerpo, el alma y el espíritu por medio de la medicina moderna, la buena nutrición y el poder medicinal de la Biblia y la oración.

Aunque usted padezca dolencias cardíacas, nunca es demasiado tarde para fortalecer su fe en Dios y buscar en Él de manera más ferviente la paz y la sanidad que necesita. En todo este librito encontrará pasajes bíblicos clave que le ayudarán a enfocarse en el poder sanador de Dios. Estos textos inspiradores guiarán sus oraciones y dirigirán sus pensamientos hacia el plan de sanidad divina para usted en su lucha contra las afecciones del corazón o para prevenirlas totalmente. También aprenderá con este pequeño libro sobre la cura bíblica, a vencer el mal cardíaco a través de los siguientes capítulos:

1 Esperanza de derrotar las estadísticas sobre las enfermedades del corazón . . 1
2 Esperanza de vencer el riesgo de las afecciones cardíacas 13
3 Esperanza de un colesterol más bajo . 32
4 Esperanza de que termine la angina . . 47
5 Esperanza de vencer la hipertensión . 58
Apéndice A: El plan balanceado de carbohidratos, proteínas y grasas . . . 75
Apéndice B: Terapia de Quelación 86

Oro porque estas sugerencias prácticas para la salud, la nutrición y la buena condición física le traigan una nueva totalidad a su vida. Ojalá estas sugerencias profundicen también su comunión con Dios y fortalezcan su capacidad para adorarle y servirle.

—Dr. Don Colbert

UNA ORACIÓN DE CURA BÍBLICA PARA USTED

Padre celestial, abre mis ojos a los caminos naturales y espirituales con los cuales pueda vencer las enfermedades del corazón. Dame la perspicacia para aplicar con gran sabiduría todo lo que aprenda. Además, haz que tu paz more en mí y me libere de todo temor, ansiedad y preocupación mientras confío en tu voluntad soberana. En el nombre del Sanador, Jesús de Nazaret. Amén.

Capítulo 1

Esperanza de derrotar las estadísticas sobre las enfermedades del corazón

¿Se ha puesto usted a pensar en el maravilloso diseño y operación de su sistema cardiovascular? Es la más asombrosa autopista del cuerpo. Sus grandes arterias se parecen mucho a las carreteras interestatales, y las más pequeñas son como callecitas y caminos. La función principal del sistema es suministrar oxígeno y nutrientes a todas las células de su cuerpo, además de sacar los escombros y desperdicios celulares.

Su corazón late aproximadamente entre 85.000 y 115.000 veces al día. Casi 5.000 galones de sangre viajan 100.000 kilómetros por los vasos sanguíneos, entre los cuales están arterias, venas y capilares. Por consiguiente, si usted tiene una vida promedio su corazón latirá más de dos mil millones de veces y bombeará cien mil millones de galones de sangre. Este sistema de autopistas es realmente maravilloso.

¿No sería una buena idea mantener estas vías sin congestiones de tráfico?

¿Cómo tener una congestión mortal?

Sí, podríamos hablar de los problemas del corazón en términos de flujo vehicular... y congestión de tráfico. El peor colaborador de una fatal congestión potencial es un mal llamado *arteriosclerosis,* el cual ataca los vasos sanguíneos del corazón. Las coronarias son las arterias que suministran sangre y nutrientes al corazón. Estas son las arterias con más tensión del cuerpo, porque están comprimidas por la acción de bombeo del corazón.

La arteriosclerosis es el endurecimiento de esas arterias coronarias debido a la excesiva cantidad de placa. Esta placa contiene colesterol, calcio y otras materias grasas. Se podría comparar la placa con el óxido en una tubería. Cuando la placa se acumula en las arterias, disminuye el flujo sanguíneo a los órganos vitales como el corazón y el cerebro. Esta acumulación de placa puede llevar a una interrupción del flujo sanguíneo en una arteria del cerebro, ocasionando una parálisis. Un ataque cardíaco se da cuando el flujo sanguíneo se interrumpe en una arteria coronaria.

En general, entre las afecciones cardíacas también están las *insuficiencias por congestión en el corazón* (este no puede bombear suficiente sangre), la *cardiomiopatía* (enfermedad del músculo del corazón), la *arritmia* (alteración del ritmo cardíaco) y la *angina* (dolores de pecho). La angina suele ocurrir cuando las arterias coronarias están parcialmente bloqueadas. Tal bloqueo puede incluso provocar un ataque cardíaco.

Cómo aligerar el tráfico

Si la arteriosclerosis es la causa de una congestión fatal en el flujo sanguíneo, a usted le encantará saber que en su cuerpo hay fuerzas obrando para aligerar el tráfico. Para explicar mejor esto es necesario dividir el proceso en dos partes: 1) el problema de los radicales libres y 2) la manera en que nuestros cuerpos luchan contra los radicales libres con antioxidantes.

El problema: los radicales libres

Un *radical libre* no es un terrorista que intenta bombardear nuestra embajada sino más bien una molécula defectuosa que despide una metralla molecular, dañando las células de las arterias coronarias y otras células de nuestros cuerpos. Para prever este problema, piense en el proceso de oxidación. En una chimenea, la madera quemada y el humo son subproductos. De la misma manera, cuando usted metaboliza los alimentos en energía, el oxígeno los oxida (o quema) para producir energía. Este proceso no crea humo como lo hace la madera quemada en una chimenea, pero sí produce subproductos peligrosos conocidos como radicales libres. Estos son moléculas que han liberado electrones que ocasionan daños en otras células.

Estos electrones errantes pueden dañar el ADN en las células, y en algunas ocasiones provocan mutaciones en estas formando tumores cancerosos. Con relación a las afecciones cardíacas, el problema consiste

> *¿No sabéis que sois templo de Dios, y que el Espíritu de Dios mora en vosotros? Si alguno destruyere el templo de Dios, Dios le destruirá a él; porque el templo de Dios, el cual sois vosotros, santo es.*
> 1 CORINTIOS 3.16-17

en que los radicales libres causan estragos en las paredes de las arterias. Como usted sabe, las paredes de las arterias coronarias constan de células muy sensibles que fácilmente pueden sufrir daño a causa de los radicales libres producidos por el humo de cigarrillos, la hipertensión, el estrés excesivo, los altos niveles de colesterol y lipoproteína-a, etc.

Por consiguiente, los radicales libres son enemigos de nuestro corazón y de las células de nuestro cuerpo en general. Algunos cálculos aproximados sugieren que las células de nuestro cuerpo sufren más de diez mil golpes diarios a causa de estos radicales libres.

La solución: los antioxidantes

La cura bíblica de Dios para ganar la batalla contra los males del corazón incluye un arma poderosa contra los radicales libres: *los antioxidantes*. Estos son sustancias asombrosas que evitan la oxidación y bloquean o reparan las reacciones de los radicales libres en nuestro cuerpo.

El corazón es el órgano que más trabaja en el cuerpo. Puesto que las coronarias son las arterias que sufren más desgaste y roturas, también necesitan constante reparación. Debido a sus funciones reparadoras y bloqueadoras, los antioxidantes son muy importantes para prevenir las afecciones cardíacas. En los extractos de corteza de pino (que es pinogenol), y de semillas de uva, abundan poderosos antioxidantes llamados *proantocianidinas*.

Dentro de las paredes de las arterias ocurren millones de pequeñas roturas y de daños. Cuando el cuerpo no tiene cantidades adecuadas de antioxidantes, en especial las vitaminas C y E, para reparar las paredes de los vasos sanguíneos dañados, utiliza el colesterol y las lipoproteínas para repararlas. Esto forma chorros grasosos en los vasos sanguíneos, lo que lleva a la formación de lugares endurecidos forrados de placa.

Sin embargo, adecuadas cantidades de vitaminas C y E, de pinogenol, y de extracto de semillas de uvas, pueden evitar en primer lugar que se produzcan estas roturas.

Imagínelo de esta manera: Piense en reparar una casa después de que un tornado ha dañado el techo y derribado las paredes. Si usted no tiene dinero para hacer las reparaciones necesarias y tan solo hace remiendos con materiales baratos que consigue, la próxima tormenta destruirá su morada para siempre.

De la misma manera, si usted tiene antioxidantes inadecuados en su dieta y está dañando sus vasos sanguíneos con humo de cigarrillos, estrés o dieta grasosa, entonces su cuerpo reparará las paredes de sus vasos sanguíneos con un parche de colesterol, en vez de usar materiales adecuados. Por consiguiente se forma más placa. Si esto continúa por décadas, la placa de colesterol congestiona sus vasos sanguíneos creando arteriosclerosis, lo que puede provocar un ataque cardíaco. ¡Con seguridad esta no es la voluntad de Dios para usted!

> Amado, yo deseo que tú seas prosperado en todas las cosas, y que tengas salud, así como prospera tu alma.
>
> 3 JUAN 2

No olvide su vitamina C para tener un corazón sano. Es un antioxidante esencial para reparar el daño en las arterias coronarias. Ayuda a incrementar la producción de colágeno y elastina, las cuales añaden estabilidad a los vasos sanguíneos de nuestro cuerpo. El colágeno producido sin vitamina C es más débil y hace que los vasos sanguíneos se vuelvan frágiles. La reducción extrema de reservas de vitamina C en nuestros cuerpos da como resultado el escorbuto. Esta enfermedad ocasiona una interrupción del colágeno que provoca averías en los vasos sanguíneos, lo que produce hemorragias.

UNA CURA BÍBLICA REALIDADES

Muchos animales pueden crear su propia vitamina C. Este no es el caso con el hombre. Debemos reponerla diariamente a través de nuestra dieta. Por desgracia, mucho de lo que comemos es tan procesado, que en nuestro plato queda muy poca vitamina C. El maíz es una fuente importante de esta vitamina, pero muchas personas son alérgicas a él. Aunque la mayoría de nosotros pudiera tener suficiente vitamina C para evitar el escorbuto, no tenemos la suficiente para ganar la guerra contra la arteriosclerosis.

En el próximo capítulo hablaremos más acerca de los beneficios de la vitamina C.

Viva con fe y esperanza

Según las estadísticas de la Asociación Estadounidense del Corazón (1996), una de cada dos muertes en los Estados Unidos se relaciona con las afecciones cardíacas. No obstante, la noticia alentadora es que de los doce millones de estadounidenses que han sufrido de angina (dolor en el pecho), ataques al corazón y otras formas de males coronarios, la mayoría aún están vivos. Además, de 1986 a 1996 bajó en un 27% la proporción de muertes provocadas por enfermedades cardíacas coronarias.

Aunque estas estadísticas son alentadoras, también podemos ser optimistas debido a que todas las afecciones del corazón se encuentran entre las enfermedades degenerativas que se pueden evitar más fácilmente. Además, podemos tener gran esperanza en la realidad de que Dios es nuestro Sanador (Éxodo 15.26). Los cambios en nutrición y estilo de vida son la base para mantener tales dolencias a la raya. La oración es una gran fuente para levantar nuestra esperanza y abrir nuestras vidas al poder sanador de Dios.

Los mayores contribuyentes a las enfermedades del corazón son una dieta malsana, la falta de ejercicio y la obesidad. Es claro que estos tres factores están dentro de nuestro control. Además, usted puede tomar la decisión de poner su fe y su confianza en que el Espíritu de Dios le ayudará a implementar los pasos que necesita para comer de manera saludable, hacer ejercicio y perder peso si tiene sobrepeso.

Sí, hay esperanza para este sistema asombroso y gran trabajador de autopistas en su cuerpo. Este puede mantener a los nutrientes fluyendo por años y años sin interrupciones. Por tanto, le animo a vivir cada día en fe y esperanza, mientras ahora mismo da algunos pasos importantes de prevención. Aprópiese de esta esperanza:

> Alma mía, en Dios solamente reposa, porque de Él es mi esperanza. Él solamente es mi roca y mi salvación. Es mi refugio, no resbalaré.
>
> Salmo 62.5-6

En los capítulos siguientes usted aprenderá que es posible derrotar a nuestro más importante asesino.

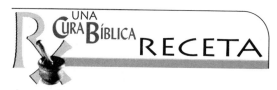

¿Cuál es su manera de pensar?

Califique entre (1) y (5) los factores que le dan esperanza, siendo (1) los más importantes y (5) los menos importantes:

__ Dios es mi fortaleza, mi sanador y la roca de mi esperanza.

__ La buena nutrición puede reducir el riesgo de ataques cardíacos.

__ La fe y la oración levantan la esperanza en el Dios que me guía a tomar sanas decisiones acerca de la dieta y la nutrición.

__ Las estadísticas muestran que las afecciones cardíacas se encuentran entre las enfermedades que más se pueden evitar.

___ La cantidad real de muertes atribuidas a las enfermedades del corazón está disminuyendo.

Capítulo 2

Esperanza de vencer el riesgo de las afecciones cardíacas

Usted debe tomar algunas decisiones importantes. Se puede colocar a sí mismo en un gran riesgo de tener un ataque cardíaco o ahora mismo puede dar pasos para reducir ese riesgo. Dios ha puesto a su alcance información y algunas fuentes poderosas para vivir de manera saludable. Sin embargo, es su decisión utilizar lo que sabe y dar pasos positivos en los reinos espiritual y natural para prevenir males cardíacos.

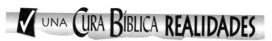

Una sencilla señal de advertencia de que hay alguna afección cardíaca es una raya diagonal en los lóbulos de las orejas. Si se tienen rayas en los lóbulos de las orejas, hay muchas probabilidades de que haya arteriosclerosis en las arterias coronarias.[1]

En este capítulo usted aprenderá acerca de los factores que lo ponen en riesgo y qué hacer con relación a ellos. Tome ahora la decisión de poner en práctica lo que aprende.

¿Un poco preocupado?

Un factor importante que afecta su riesgo de afección cardíaca es tener sobrepeso. ¿Está usted preocupado por su peso? Este podría ser establecido parcialmente por herencia. Es quizás una condición hereditaria sobre la cual usted tiene poco control.

Sin embargo, he aquí la buena noticia: Mi experiencia médica me dice que no importa en qué condición esté hoy día su corazón, hay esperanza de salud y recuperación en el futuro. Esto es así, aunque sus padres o sus abuelos hayan sufrido de enfermedades del corazón. Siguiendo únicamente la sencilla lista de recomendaciones en este capítulo, descubrirá que las arterias obstruidas y un corazón débil se pueden cambiar radicalmente wake up on the bright side. | LA QUINTA

LQ.com

sin cirugía. Recuerde además la Palabra de Dios con relación a todo lo que estoy diciendo. El Señor tiene en mente la salud y la sanidad para usted, exactamente como lo dijera hace mucho tiempo el profeta:

> Yo haré venir sanidad para ti, y sanaré tus heridas, dice Jehová.
>
> JEREMÍAS 30.17

Por supuesto, si usted en realidad quiere revertir la afección cardíaca, o prevenirla, tendrá que cambiar la manera de comer, de ejercitarse y hasta de pensar. Pero no intente de una vez cambiar por completo su estilo de vida. Dé solo algunos pasos nuevos, día a día, hacia un corazón más saludable.

Una oración de Cura Bíblica para usted

Dios todopoderoso, así como puedes darme espiritualmente un nuevo corazón, ayúdame a fortalecer y a cuidar mi corazón natural, y a dar pasos de salud y prevención por medio de una dieta correcta, nutrición, complementos y ejercicio. Ayúdame a través de tu Espíritu a ser sabio para poner en práctica el conocimiento que me has dado por medio de tu gracia. Amén.

Primero, otra lección sobre los antioxidantes

En el capítulo anterior hablé del problema causado por los radicales libres deambulando por su cuerpo. Mencioné que los antioxidantes son la solución, pero estoy seguro de que le gustaría tener más detalles, ¿no es así? Por tanto, en primer lugar resalto que para minimizar la cantidad de daño a las paredes de sus vasos sanguíneos coronarios (el *endotelio*), usted debe consumir cantidades adecuadas de antioxidantes, especialmente estos:

- Vitamina C (1.000 - 3.000 mg al día)
- Vitamina E (400 - 800 U.I. por día)
- Extracto de semillas de uvas (50 - 200 mg por día)
- Extracto de corteza de pino (50 - 200 mg al día)

- Beta caroteno (25.000 U.I. por día)
- Selenio (200 mcg al día)

Al añadir cantidades adecuadas de vitamina C a su dieta, usted incrementa la producción de colágeno y elastina, que fortalecen sus arterias. La vitamina C es responsable de la regeneración de la vitamina E oxidada en el cuerpo. En lenguaje sencillo, la vitamina E es mucho más efectiva en nuestros cuerpos cuando está presente la vitamina C. La vitamina E mejora nuestra circulación, promueve la coagulación de la sangre, reduce la presión arterial y fortalece las paredes de sus capilares.

La vitamina C también ayuda a evitar que el colesterol se oxide, función esta que está directamente relacionada con la prevención de la arteriosclerosis. Sepa que el colesterol oxidado

> *.Dios dijo: He aquí que os he dado toda planta que da semilla, que está sobre toda la tierra, y todo árbol en que hay fruto y que da semilla; os serán para comer. Y a toda bestia de la tierra, y a todas las aves de los cielos, y a todo lo que se arrastra sobre la tierra, en que hay vida, toda planta verde les será para comer. Y fue así.*
> GÉNESIS 1.29-30

proviene de alimentos procesados, productos animales (como carne roja y huevos revueltos) y químicos en el ambiente (como pesticidas, DDT, cloro y flúor). El estrés también puede ocasionar colesterol regular que se convertirá en colesterol oxidado.

Cuando usted come lo adecuado y deja de comer lo que no debe, está contribuyendo a su salud en más de una manera. También está fortaleciendo la vida del Espíritu en su interior al honrar a quien usted «le pertenece».

> ¿Ignoráis que vuestro cuerpo es templo del Espíritu Santo, el cual está en vosotros, el cual tenéis de Dios, y que no sois vuestros? Porque habéis sido comprados por precio; glorificad, pues, a Dios en vuestro cuerpo.
> 1 CORINTIOS 6.19-20

Más cosas que usted puede hacer

Ahora le enumeraré algunas otras cosas que puede hacer para ayudarle a minimizar su riesgo de tener una enfermedad cardíaca. Piense que son cinco pasos para tener una vida más larga.

Limite su consumo de grasas. ¡A este respecto dé un paso dramático lo más pronto posible! Reduzca de manera especial su consumo de grasas saturadas que se encuentran en la carne roja, de cerdo (especialmente tocino), leche entera, queso, mantequilla, helado, alimentos fritos y piel de pollo. Aun más peligrosas para la salud de su corazón son las grasas hidrogenadas que se encuentran en margarinas, mantequilla de maní, alimentos procesados, pasteles, galletas y donas o rosquillas. Estas grasas se encuentran hasta en muchos productos llamados «naturales». Recomiendo limitar el consumo de grasa a menos del 30% de calorías diarias.

¿Sabía usted que la Biblia prohíbe el consumo de grasas? Dios ordenó: «Estatuto perpetuo será por vuestras edades, dondequiera que habitéis, que ninguna grosura ni ninguna sangre comeréis» (Levítico 3.17).

Dios creó nuestros cuerpos, y Él sabe cómo han sido diseñados para funcionar mejor. Es probable que este versículo se refiera a las peligrosas grasas llamadas *lipoproteínas de baja densidad (LBD)*. Las grasas buenas que usted debe consumir son los *ácidos grasos omega-3,* entre los cuales se encuentran el aceite de linaza y los pescados de mar, como salmón, atún, halibut, bacalao y macarela. En general, mientras más aceites omega-3 consume una persona, menos afecciones de las arterias coronarias experimenta.

Usted disminuye el riesgo de desarrollar arteriosclerosis al sustituir la mantequilla y la crema con aceite de oliva extra virgen. Esta es sin duda la razón de que a la dieta mediterránea, que está llena de aceites de oliva, se le asocie con el más bajo riesgo de afecciones cardíacas. Típicamente esta dieta es de la siguiente manera:

La dieta mediterránea

La mayoría de los siguientes ingredientes, que son parte de la dieta mediterránea, son de consumo diario:

- *Aceite de oliva.* Reemplaza a la mayoría de las grasas, aceites, mantequilla y margarina. Se usa en ensaladas y para cocinar. El aceite extra virgen de oliva eleva los niveles de colesterol bueno (*lipoproteínas de alta densidad, LAD*) y fortalece el sistema inmunológico.
- *Panes.* Consumidos diariamente y preparados como hogazas negras, consistentes y crujientes. Coma pan integral y evite el procesado.

- *Pastas, arroz, alcuzcuz, bulgur, papas.* Servidos frecuentemente con verduras frescas y hierbas sofritas en aceite de oliva. A veces se sirven con pequeñas cantidades de carne magra (sin grasa). Es preferible el arroz integral.
- *Granos.* Tales como salvado de trigo (media taza, cuatro o cinco veces por semana), consumido de modo regular; brotes (media taza) u otros cereales que contienen salvado de avena (un tercio de taza).
- *Frutas.* Preferiblemente crudas, dos o tres pedazos al día; y frutos secos, especialmente nueces y almendras, al menos diez por día.
- *Frijoles.* Se incluyen los pintos, norteños, marinos y colorados. Los caldos de frijoles y de lentejas son muy populares (preparados con una pequeña cantidad de aceite de oliva). Consuma al menos media taza de frijoles, tres a cuatro veces por semana.
- *Verduras.* Verdes oscuras. Especialmente en ensaladas, coma al menos una porción diaria de las siguientes: repollo, brócoli, coliflor, nabos verdes, hojas de mostaza, zanahorias, espinaca o boniatos.
- *Queso y yogur.* El queso puede rallarse en las sopas o como postre se puede combinar

un pequeño trozo con frutas. Utilice las variedades reducidas de grasa. (Los quesos totalmente sin grasa a menudo saben a caucho.) El mejor yogur es sin grasa, pero no congelado.

Incluya los siguientes alimentos en su dieta solamente algunas veces por semana:

- *Pescado.* Los pescados más saludables son los de aguas frías, como el bacalao, el salmón y la macarela. Son ricos en aceites grasos omega-3.
- *Aves de corral.* Cómalas dos o tres veces por semana. Consuma pechuga (carne blanca) sin piel.
- *Huevos.* Coma solo en pequeñas cantidades (dos o tres veces por semana).
- *Carnes rojas.* Rara vez, tres veces al mes como promedio. Utilice solo cortes magros. Úselas en pequeñas cantidades como aditivo para sazonar sopa o pasta. (Observación: la severa restricción de carne roja en la dieta mediterránea es una innovación radical en la dieta estadounidense; sin embargo, contribuye en gran manera a los bajos porcentajes

de cáncer y afecciones cardíacas en estas naciones.)

Vayamos al comportamiento clase A

¿Es usted de la clase A? Lo es si a menudo es impaciente, sumamente competitivo y muy agresivo en todo lo que hace. Las personas clase A tienen doble riesgo de enfermedades del corazón comparadas con las que no son de la clase A. Se sabe que el enojo excesivo y constante, la preocupación, el estrés y la ansiedad elevan los niveles de adrenalina, aumentan la presión arterial y por consiguiente ejercen pesadas cargas sobre el corazón y el sistema circulatorio. El riesgo de afecciones cardíacas (especialmente ataque al corazón) se incrementa en sujetos clase A.

> *Del fruto de la boca del hombre se llenará su vientre; se saciará del producto de sus labios. La muerte y la vida están en poder de la lengua, y el que la ama comerá de sus frutos.*
> PROVERBIOS 18.20-21

La humorista Lily Tomlin lo dice con gracia: «El problema con la carrera de ratas es que aunque usted gane, sigue siendo una rata». Muchos de nosotros estamos tan atrapados en la carrera por salir adelante, que dejamos atrás nuestra salud. Nuestros corazones sufren bajo el estrés y la tensión de intentar colocarnos en la cima y en el primer lugar de toda fila.

LA CURA BÍBLICA Y USTED

Examine personalmente los comportamientos de la clase A por las descripciones siguientes que lo describen a usted con exactitud:

❏ Me siento con tensión y presionado por terminar lo que comienzo.
❏ Me es difícil relajarme.
❏ Me molesta cuando no logro terminar una tarea en el tiempo que le he asignado.
❏ Mi vida es más fácil cuando los demás hacen su trabajo de modo correcto.
❏ Me incomoda estar sentado frente a una luz roja muy prolongada.
❏ Me molestan las personas que no saben lo que quieren.
❏ Los pasatiempos como pescar o jugar bolos no son suficientemente activos para mí.

- ☐ Adquirir activos y tener seguridad económica es importante para mí.
- ☐ Hago a un lado las actividades familiares por reuniones importantes.
- ☐ Deseo ser adecuado y capaz en todos los modos posibles.

Mientras más casillas raye, más se consolida como una personalidad clase A. Estas personalidades generalmente sienten urgencia por lo que están haciendo, se enojan al frustrarse, y expresan conducta agresiva, hostil o competitiva. En general están insatisfechos con su propio desempeño y con el de los demás. Las personalidades clase A necesitan descansar, trabajar en sus técnicas de comunicación, divertirse y disfrutar lo que Dios ha creado, incluyendo a otras personas.

> Estatuto perpetuo será por vuestras edades, dondequiera que habitéis, que ninguna grosura ni ninguna sangre comeréis.
>
> LEVÍTICO 3.17

Las personalidades clase A siempre tienen prisa e intentan lograr muchas actividades o tareas en una cantidad fija de tiempo. Tienden a acelerar las actividades diarias (apurando la conversación y terminando las frases de otros en una plática; caminando y comiendo rápidamente; haciendo dos o tres tareas al mismo tiempo) y a menudo metiéndose en dos o tres conversaciones a la vez. Por desgracia, también desarrollan un impulso hacia la autodestrucción (por lo general de manera inconsciente). Sin embargo, este impulso parece ayudarles a aliviar su estrés, puesto que esperan finalmente escapar a la rutina de la vida.

La cura bíblica ofrece algunos consejos importantes para las personalidades clase A. Por ejemplo, considere la sabia receta de Jesús en Mateo 6.19-34. ¿Por qué no lee ahora mismo ese pasaje, enfocándose especialmente en los versículos 32-34?

> Vuestro Padre celestial sabe que tenéis necesidad de todas estas cosas. Mas buscad primeramente el reino de Dios y su justicia, y todas estas cosas os serán añadidas. Así que, no os afanéis por el día de mañana, porque el día de mañana traerá su propio afán. Basta a cada día su propio mal.

¡No fume!

Si usted es fumador, ¡la modificación más importante de su estilo de vida en la prevención de la arteriosclerosis es dejar de fumar! Sin embargo, es necesario que quienes no fuman eviten el humo de los fumadores. El humo de los cigarrillos llena el aire con más de cuatro mil químicos, cincuenta de los cuales ocasionan cáncer. Estos químicos desatan importantes reacciones radicales libres, las cuales dañan las paredes de las arterias o perjudican al colesterol saludable y forman colesterol oxidado. Fumar también hace que las plaquetas sanguíneas se amontonen y así se eleven los niveles fibrinógenos, lo cual incrementa su riesgo de ataque y paro cardíaco.

Reduzca el estrés

¿Quién discute que nuestras emociones nos afectan físicamente? Cuando estamos con demasiada tensión suceden cambios destructivos en la composición de nuestro sistema cerebral y circulatorio. Por tanto, reducir el estrés hace más que darle salud emocional. Hace también que usted sea más sano físicamente.

Haga ejercicio de manera regular

El ritmo cardíaco promedio en un corazón en malas condiciones de descanso es entre 75 y 85 latidos por minuto. Un corazón en buenas condiciones palpita aproximadamente sesenta veces por minuto. Puesto que el corazón en malas condiciones palpita cerca de veinte veces más por minuto, ¡esto significa que las palpitaciones extras son mil doscientas por hora, casi veintinueve mil por día y más de diez millones al año!

Naturalmente, sería magnífico si su corazón pudiera trabajar un poco menos durante su vida. La manera de bajar su ritmo cardíaco es hacer ejercicio físico de manera regular, al menos durante treinta minutos cuatro veces por semana.

✓ UNA CURA BÍBLICA REALIDADES

> Un individuo que espera la muerte no está inquieto por muchos de los factores de tensión que trastornan a los demás. No le preocupa que los pollos de su vecino estén escarbando en su jardín; su artritis no empeora porque suban los impuestos de la casa; su presión arterial no aumenta aunque su jefe lo despida;

no le da migraña debido a que su esposa quemó su tostada; y su colitis ulcerosa no empeora aunque el mercado de valores caiga diez puntos. El alma crucificada no está frustrada. El hombre que diaria, deliberada, y alegremente se presenta a sí mismo como un sacrificio vivo, se puede adaptar de modo excelente a las situaciones más graves y, junto a Pablo, ser más que vencedor.

Finalmente, un mejor modo de vivir

El apóstol Pablo dijo en 1 Corintios 15.31: «Cada día muero». Es más, él llevaba lo que se podría llamar una vida crucificada. Esta es una manera de abordar cada día en paz, sabiendo que nuestra vida y nuestro futuro están en manos de Dios, sabiendo que le hemos entregado nuestro ego y todo lo que nos debería importar mucho menos que el Reino de Dios. Recomiendo en gran manera este estilo de vida. Es bueno para el corazón y para el alma.

Lo más maravilloso acerca de la vida crucificada es que podemos hacerla nuestra en cualquier momento.

Decidamos simplemente ajustar nuestro enfoque. Al enfrentar el estrés potencial, la preocupación inminente o la ansiedad intrusa, podemos recordarnos que estamos crucificados con Cristo. Entonces descansamos en su amor.

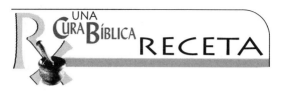

Primeros pasos saludables

Usted encuentra hoy la esperanza de un corazón más saludable al dar estos sencillos pasos iniciales. Marque los que esté dando ahora y subraye los que debe comenzar de inmediato.

❏ Tome vitaminas C y E.

❏ Limite la grasa.

❏ Siga la dieta mediterránea.

❏ Reduzca el estrés.

❏ No fume.

❏ Deje de preocuparse tanto.

❏ Haga ejercicio regularmente.

❏ Consulte a su médico o a su nutricionista.

❏ Ore pidiendo a Dios sanidad y guía.

Capítulo 3

Esperanza de un colesterol más bajo

Usted se sienta en la fría silla metálica mientras observa a su médico que lee los resultados de su examen de sangre. Él frunce el ceño y usted se pone cada vez más nervioso. El médico finalmente dice: «Su nivel de LBD está muy por encima de 250 y temo que sus niveles de lipoproteína-a estén en 40. Me parece que usted está en peligro de sufrir un ataque cardíaco, a menos que haga algo con su colesterol».

Usted se reclina en la silla, mientras hace girar la cabeza de un lado al otro. *¿Qué debo hacer ahora?* Su primer paso es orar, pidiendo a Dios que su poder sanador lo toque físicamente y que su sabiduría guíe sus pasos. Dios no solo ha prometido sanarlo (Éxodo 15.26) sino que también ha prometido estar a su lado en cualquier circunstancia de su vida (Salmo 23; Hebreos 13.5).

Dios es su fortaleza y su escudo. Recuerde su promesa: «No te desampararé, ni te dejaré». De manera que podemos decir confiadamente: «El Señor es mi ayudador; no temeré lo que me pueda hacer el hombre» (Hebreos 13.5-6).

Cómo luchar contra el colesterol asesino

> *Si oyeres atentamente la voz de Jehová tu Dios, e hicieres lo recto delante de sus ojos, y dieres oído a sus mandamientos, y guardares todos sus estatutos, ninguna enfermedad de las que envié a los egipcios te enviaré a ti; porque yo soy Jehová tu sanador.*
> ÉXODO 15.26

En realidad, su diagnóstico natural y espiritual es optimista. Usted tiene mucho dominio sobre el colesterol que fluye por sus arterias, y por consiguiente tiene un enorme poder para estimular las arterias y mantenerlas saludables, así como para mantener un corazón sano. Aunque tenga afecciones cardíacas, se pueden cambiar radicalmente a las arterias obstruidas sin necesidad de cirugía. Además, Dios está obrando en usted para fortalecer su esperanza y sanar su cuerpo.

Comience comprendiendo que la salud de su corazón depende de la salud de sus arterias. Sí, el colesterol es el enemigo, pero no todo colesterol es malo. Hay dos clases diferentes luchando en sus arterias: LAD (lipoproteína de alta densidad), que es la forma beneficiosa, y LBD (lipoproteína de baja densidad), que es la forma maligna. El colesterol LBD es el enemigo productor de placa, al que si se le permite, puede provocar finalmente un ataque cardíaco. Sin embargo, usted tiene un heroico guerrero lanzando ataques contra este asesino. El LAD combate el colesterol malo en una búsqueda incansable por mantener a sus arterias saludables y libres de placa.

Pues bien, ¿qué hacer con esa lipoproteína que mencionó su médico? El colesterol es transportado en la sangre por esta forma de proteína. Hay muchas clases diferentes de lipoproteínas, incluyendo la LAD y la LBD, pero la peor es la *lipoproteína-a*. Sus altos niveles se asocian con un riesgo diez veces mayor de ataque cardíaco. Esto se debe a que la lipoproteína-a tiene una extraña capacidad de adherirse a las paredes de las arterias. Si sus niveles de lipoproteína-a se han medido por debajo de veinte, entonces es menor su riesgo de ataque al corazón. No obstante, ¡los niveles por encima de cuarenta están asociados con un peligroso riesgo de enfermedades cardíacas!

El colesterol alto se debe generalmente a factores dietéticos y de estilo de vida, pero también se puede deber a afecciones genéticas como la *hipercolesterolemia familiar* (excesiva cantidad de colesterol en la sangre). La más importante receta para bajar los niveles de colesterol son las pautas dietéticas. Para evitar o reducir el colesterol alto, usted debería comer menos grasas saturadas y menos colesterol, además de reducir su consumo de productos animales en general. También debería disminuir la cantidad de alimentos procesados y evitar el azúcar. Los alimentos ricos en fibra, como granos integrales, frutas, verduras y legumbres, son útiles para bajar el colesterol. Mantener su peso físico ideal también es importante para bajar su nivel de suero de colesterol.

Seamos más específicos con relación a lo que usted puede hacer respecto a sus niveles de colesterol. Consulte a su médico antes de dar estos pasos. Los estudiaremos como un proceso de dos pasos.

Paso #1: Hágalo con dieta

Este primer paso es fácil y económico. No requiere elevados honorarios médicos ni le costará un viaje al quirófano. Solo revise su dieta y haga el esfuerzo de evitar alimentos fritos, carnes rojas, salchichas y otras carnes curadas. Reduzca también el consumo de huevos, productos lácteos muy grasos, mantequilla, crema, manteca y otras grasas saturadas. Finalmente, reduzca y luego elimine los alimentos azucarados como helado, tortas, pasteles, galletas, caramelos, así como el pan blanco, alimentos procesados, cereales refinados, papas fritas y otras comidas rápidas, alimentos salados y bebidas gaseosas.

¡Existe gran cantidad de alimentos maravillosos que en este proceso usted puede agregar a su dieta! Coma principalmente frutas, verduras y granos integrales. Disfrute también de carnes magras como pechuga de pollo, pechuga de pavo y pescado (pero recuerde quitarle la piel al pollo y al pavo). Usar aceite de oliva extra virgen y aceite de canola en vez de otros aceites vegetales también beneficia su salud.

> *A Jehová vuestro Dios serviréis, y Él bendecirá tu pan y tus aguas; y yo quitaré toda enfermedad de en medio de ti.*
> ÉXODO 23.25

Una dieta rica en fibra puede realmente ayudarle a vencer las afecciones cardíacas, porque la fibra envuelve al colesterol malo para ser excretado a través del colon. Personalmente consumo cinco cucharaditas, dos o tres veces al día, de linaza fresca triturada en un molinillo de café. En esta forma la linaza se puede consumir rociándola sobre sus alimentos; también podría usar corteza de pisila, salvado de avena o pectina cítrica modificada.

A todos mis pacientes con colesterol alto también receto una cucharadita de aceite de linaza, una o dos veces al día.

Y no olvide los ácidos grasos omega-3, tales como el aceite de pescado. Estos bajan los niveles de *triglicéridos* y el LBD. Además los aceites de canola y oliva contienen ácido oleico, el cual es una clase de ácido graso mucho menos propenso al perjuicio de los radicales libres. Por esto probablemente las personas que consumen dieta mediterránea, que contiene grandes cantidades de aceite de oliva, tienen muchísimas menos enfermedades cardíacas. Recomiendo tres (500 mg) cápsulas de aceite de pescado, tres veces al día con las comidas. Estas cápsulas deben contener ácidos grasos omega-3 combinados con EPH y DHA. Usted quizás deba tomar enzimas pancreáticas para digerir de modo adecuado el aceite de pescado.

Finalmente asegúrese de que su dieta contenga suficiente magnesio y potasio. Estos dos minerales son muy importantes para el funcionamiento saludable del sistema cardiovascular. Muchas personas en los Estados Unidos tienen deficiencia en magnesio, debido a que comen demasiados alimentos procesados y pocas frutas y verduras.

El magnesio se encuentra principalmente en las semillas, frutos secos, granos integrales y vegetales de hoja verde. Sin embargo, el promedio de los estadounidenses no come estos alimentos. El magnesio dilata las arterias coronarias, mejorando el flujo sanguíneo y oxigenando el corazón. También ayuda a prevenir la arritmia. Entre las mejores formas del magnesio están el glicinato, taurato y aspartato. El consumo diario recomendado de magnesio es de 350 miligramos para hombres y 280 para mujeres. Pero las mujeres embarazadas deben consumir 320 miligramos diarios en sus dietas.

El magnesio debe estar balanceado con potasio para que las contracciones del músculo del corazón estén reguladas de modo adecuado. Los investigadores de un instituto de salud en Israel descubrieron que los niveles de potasio son sumamente bajos entre los pacientes con arritmias cardíacas, lo cual llevó a los expertos médicos a la conclusión de que el potasio es un mineral importante para el funcionamiento saludable del corazón.

La mejor manera de obtener el potasio que usted necesita es de las fuentes dietéticas como carnes magras, vegetales crudos, frutas (especialmente cítricas, bananas y aguacate), papas y hojas de diente de león. No tome suplementos de potasio sin consultar primero a su médico.

¿Cuánta oposición?

Cuando las personas se confrontan con la necesidad de hacer cambios importantes (especialmente en sus hábitos alimentarios), a menudo experimentan mucha oposición interior. Así lo dijo el apóstol Pablo: «Lo que hago, no lo entiendo; pues no hago lo que quiero, sino lo que aborrezco, eso hago» (Romanos 7.15). Mediante el Espíritu de Dios tendremos la fortaleza para realizar cambios y para soportarlos. Afortunadamente, Pablo no terminó allí su pensamiento. Continuó diciendo: «¿Quién me librará de este cuerpo de muerte? Gracias doy a Dios, por Jesucristo Señor nuestro» (vv. 24-25).

Dios comprendió exactamente lo que enfrentaríamos en esta vida. Sabía muy bien que la fuerza de voluntad, la fortaleza física y la resistencia emocional débiles cambiarían continuamente en nosotros. Por tanto nos proveyó la respuesta completa por medio de Jesucristo. Si usted intenta hacerlo solo, es posible que fracase. Pero si le pide ayuda a Dios, ¡Él no le fallará! El Señor fortalecerá su deseo de hacer lo correcto y su determinación para conseguirlo. Luego Él le dará el poder para hacer que suceda. ¡Jesucristo es TODO lo que necesita!

> *No nos ha dado Dios espíritu de cobardía, sino de poder, de amor y de dominio propio.*
> 2 TIMOTEO 1.7

✓ UNA CURA BÍBLICA REALIDADES

Haga una lista de todas las debilidades en las que necesita ayuda divina para vencerlas. Póngale fecha a cada una.

1. Mi tristeza en alegría
2. El enconio en sueño
3. Las preocupaciones paz
4. Las curidad en luz
5. Las enfermedad sol

Ahora, vuelva a leer la lista y dé gracias anticipadas a Dios por ayudarle. Cuando sea respondida su petición de ayuda, tache la necesidad y escriba la fecha en que recibió la respuesta. Usted podría quedar gratamente sorprendido de ver cuán fiel es Dios en realidad. Este será un registro maravilloso de la bondad de Dios en su vida.

Paso #2: Ponga a prueba la terapia nutricional

Si esta dieta funciona, usted no necesita este paso. Sin embargo, si su dieta no es muy eficaz para reducir su colesterol, quizás desee comenzar la terapia nutricional. Consulte a su médico, pero he aquí algunas de mis recomendaciones:

- *Vitamina B / Niacina.* La niacina es una vitamina B (B_3) que baja el colesterol LBD malo y aumenta el LAD bueno. En la forma de inositol hexaniacinate, la niacina disminuye el colesterol LBD, la lipoproteína-a y los triglicéridos. Ninguna de las medicinas en el mercado para bajar el colesterol puede bajar la lipoproteína-a, ¡pero la vitamina B niacina la puede bajar a niveles hasta de 36%! Empiece con 500 miligramos de inositol hexaniacinate, tres veces al día y aumente hasta 1000 miligramos, tres veces al día.

Es necesario advertirle que si padece enfermedades del hígado o tiene elevadas las enzimas del hígado, no debería usar la niacina. Si toma niacina o inositol hexaniacinate, haga que un médico examine cada tres meses las funciones de su hígado. No tome niacina con otros medicamentos para disminuir el colesterol, como Mevacor, Lipitor, Zocor y Pravachol. Además, la niacina se debe utilizar con precaución en los diabéticos, puesto que puede afectar el control de azúcar en la sangre.

La pantetina es una forma de B_5 que participa en el transporte de grasas hacia las células y desde las células. Puede bajar el colesterol, los triglicéridos y el colesterol LBD. Al tomar pantetina se eleva el nivel de colesterol LAD. La pantetina en realidad inhibe la producción de colesterol y permite que las grasas sean usadas como energía. Los diabéticos se pueden tratar con pantetina porque no interfiere con la insulina.

- *Vitamina C.* Esta vitamina aumenta los niveles de LAD y ayuda a bajar el de la lipoproteína-a. Se debe tomar en una dosis aproximada de mil miligramos, tres veces al día. Prefiero la forma neutralizada de vitamina C. Por desgracia, muchas personas son alérgicas a esta vitamina, por lo que se debe insensibilizar con T.N.E.A. (Técnicas de Nambudripad para eliminar alergias.) Solo médicos entrenados en esta técnica especializada utilizan esta terapia. Es natural, sin químicos, no causa dolores y al mismo tiempo es un método no agresivo de eliminar alergias.

- *Vitamina E*. Esta vitamina es muy importante para prevenir la arteriosclerosis, porque evita que los radicales libres dañen los vasos sanguíneos. Los bajos niveles de vitamina E en la sangre predicen más un ataque cardíaco, que la presión alta o que el exceso de colesterol en la sangre. El consumo diario recomendado para la vitamina E es de doce unidades internacionales para las mujeres (8 mg) y quince para los hombres (10 mg).

Dos estudios muestran lo maravillosa que es la vitamina E para reducir las enfermedades del corazón. El primero se hizo con más de 87.000 enfermeras. Mostró que quienes tomaron cien unidades internacionales diariamente por más de dos años tenían 41% menos peligro de enfermarse del corazón que aquellas que no utilizaron vitamina E. El otro estudio se hizo con 156 hombres a quienes operaron con el procedimiento de desvío coronario. Los que habían tomado más de cien unidades internacionales de vitamina E desarrollaron menos enfermedades de las arterias coronarias que quienes tomaron menos de cien unidades internacionales de la misma vitamina.

- *Preparados de ajo.* Estos pueden bajar los niveles de suero de colesterol así como los niveles de LBD. Los niveles de LAD se aumentan, pero los triglicéridos se reducen. El ajo se debe consumir en una dosis de 400 miligramos, tres veces al día, o un equivalente de 4.000 microgramos de alicín potencial A, tomado tres veces al día.
- *Gugulípido.* Este es un extracto del árbol muculmirra de la India. Este producto disminuye tanto el colesterol LBD como los triglicéridos, así como aumenta los niveles de colesterol LAD. La dosis normal de gugulípido es 500 miligramos, tres veces al día.

Conserve la bendición

Cualquiera que haya perdido la buena salud le dirá a usted que esta es un regalo maravilloso de Dios. Muchos de nosotros somos culpables de derrochar este tesoro al no cuidar nuestros cuerpos como deberíamos. Vivimos lamentándonos cuando perdemos la salud. ¿No es mucho mejor tomar decisiones de vida saludable antes de perder nuestra buena salud?

«Examina tu salud; y si la tienes, alaba a Dios. Después de una buena conciencia, valora tu salud». Estas fueron las palabras del escritor inglés Izaak Walton. También dijo que la salud es una bendición de Dios que el dinero no puede comprar. Es cierto. Todo el dinero del mundo no le puede reemplazar su buena salud una vez perdida. Sea agradecido por el regalo de la buena salud que usted tiene, y renueve su compromiso de conservarla. ¡Este es un tesoro precioso!

Guarda el buen depósito por el Espíritu Santo que mora en nosotros.

2 Timoteo 1.14

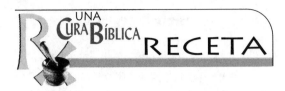

Cómo ganar la guerra contra el colesterol elevado

Trace un círculo cuando haya dado estos pasos:

Disminuyo mi consumo de alimentos procesados y aumento mi consumo de alimentos ricos en fibra.
    Ahora   Después   Nunca

Elimino alimentos grasosos y fritos de mi dieta y los reemplazo con frutas y vegetales.
    Ahora   Después   Nunca

Aumento el uso de vitaminas C y E.
    Ahora   Después   Nunca

Como ajo o tomo suplementos de ajo.
    Ahora   Después   Nunca

Utilizo otros suplementos, tales como gugulípido y pantetina.
    Ahora   Después   `Nunca

Si usted trazó un círculo en todos los AHORA, tenga esperanza. Está comenzando a ganar la guerra contra las afecciones cardíacas.

Capítulo 4

Esperanza de que termine la angina

Usted no tiene que vivir con el sufrimiento de la angina. El Señor le dio medios naturales y espirituales para que su angina se acabe. En este capítulo exploraremos muchos caminos naturales que Dios ha creado para vencer este mal, y levantaremos la esperanza con los medios espirituales que Dios da para nuestra sanidad.

La oración del salmista se puede convertir hoy día en la suya: «A mí, afligido y miserable, tu salvación, oh Dios, me ponga en alto. Alabaré yo el nombre de Dios con cántico, lo exaltaré con alabanza» (Salmo 69.29-30). El Señor comprende su dolor y quiere liberarlo y sanarlo. Reclame esta promesa de cura bíblica: «Jehová lo sustentará sobre el lecho del dolor; mullirás toda su cama en su enfermedad» (Salmo 41.3). Busque la sanidad de Dios a través de esta oración.

Una oración de Cura Bíblica para usted

Dios todopoderoso, quita el dolor de angina que hay en mi corazón. Dame sabiduría mientras doy pasos en lo natural para que termine este dolor. Toca el músculo de mi corazón con tu poder sanador y cuídame en esta enfermedad, en este sufrimiento y en esta molestia. Sáname, Señor, para tu gloria y por el bien de tu nombre. Amén.

¿Lo está derribando el dolor?

Algunos creen que la fe en Dios viene de una gran emoción y que es algo que solo unos pocos poseen. Están equivocados. La fe es una decisión de creer en la Palabra de Dios, a pesar de que todo lo demás esté en contra... incluso su dolor. Eso no significa que deba pretender que su dolor no está allí. En vez de eso, usted decide creer en el poder sanador de Dios.

Una de las más dolorosas formas de afecciones cardíacas es la angina, enfermedad esta que ocasiona dolor espasmódico y sofocante en el pecho.

Produce muchas molestias y a menudo provoca ansiedad en quienes la sufren. La tensión desata una presión parecida al dolor de angina. Esto se debe a la falta de oxígeno en el músculo del corazón. Muchas veces la angina es la primera señal de un inminente ataque cardíaco.

Uno de los problemas básicos de la angina y de otros males del corazón es la pobre circulación provocada por la arteriosclerosis que impide a nuestros cuerpos el flujo de sangre, y en consecuencia de oxígeno. En el presente capítulo analizaremos esto más adelante.

> *Bendice, alma mía, a Jehová, y bendiga todo mi ser su santo nombre. Bendice, alma mía, a Jehová, y no olvides ninguno de sus beneficios. Él es quien perdona todas tus iniquidades, el que sana todas tus dolencias.*
> SALMO 103.1-3

¿Cuál es la causa de este déficit de oxígeno? El corazón utiliza la grasa como su fuente primordial de combustible. Sin embargo, cuando se envía demasiada grasa al corazón, los ácidos grasos se comienzan a acumular dentro de las arterias coronarias. El corazón no recibe el adecuado flujo sanguíneo debido a la placa que se levanta. Esto, junto con la falta de oxígeno, provoca el dolor.

Dé gracias a Dios que usted puede dar pasos positivos para ganar la batalla contra esta dolorosa condición. Los siguientes nutrientes ayudan a convertir los ácidos grasos en energía. Consulte con su médico y analicen juntos cómo le pueden ayudar estos nutrientes:

Carnitina. Este nutriente ayuda a transportar los ácidos grasos dentro de las células para que se conviertan en energía. Esto evita que se produzcan ácidos grasos metabólicos tóxicos. El descenso de carnitina ocasiona una disminución en la producción de energía. Se debe consumir L-carnitina en una dosis de 500 miligramos, tres veces al día.

Coenzima Q_{10}. Este antioxidante es muy útil en la producción de energía. Ayuda a bajar la frecuencia de los ataques de angina al ocasionar un incremento en la fuerza de las contracciones del corazón. Se debe tomar una dosis aproximada de 100 miligramos, dos o tres veces al día.

Espino. Esta es una hierba que mejora el flujo sanguíneo, y en consecuencia, el oxígeno hacia el corazón, al dilatar las arterias coronarias. Es muy eficaz en el tratamiento de arritmia e insuficiencia cardíacas. Recomiendo tomar una cápsula de 100 a 300 miligramos de extracto de hierbas tres veces al día.

Kela. Esta es otra hierba que se ha usado por miles de años en el tratamiento de enfermedades del corazón. Ayuda a dilatar las arterias coronarias y por consiguiente a aliviar la angina. Tome una dosis de 100 miligramos, tres veces al día.

Magnesio. Este mineral es muy importante para prevenir la angina causada por espasmos de la arteria coronaria. Se debe consumir en una dosis de 400 miligramos, tres veces al día. (Observación: Si tomar magnesio le provoca diarrea, disminuya su dosis, o comience con 400 miligramos al día y aumente la dosis gradualmente hasta 400 miligramos tres veces al día.)

Algo más sobre el magnesio: Si usted sufre de arritmia o insuficiencia del corazón, el magnesio le debe ayudar. Es más, la deficiencia de este mineral es muy común en quienes sufren insuficiencia cardíaca. Ciertos medicamentos convencionales para el tratamiento de la insuficiencia cardíaca, como el Lanoxín y varios diuréticos, pueden reducir los niveles de magnesio.

Todos los individuos que han experimentado insuficiencia cardíaca deben tomar suplementos con magnesio. También es provechoso en el tratamiento de la arritmia, incluyendo la fibrilación auricular, de PVC y los síntomas de prolapso de la válvula mitral.

La medicina superior

Todos estos enfoques naturales le aprovecharán enormemente. Pero lo que más le beneficiará es su fe en Dios. Él es un maravilloso creador con poder e imaginación sin límites; sin embargo, lo ama a usted más profundamente de lo que podría imaginar. No se le ocurra pensar que su salud no le importa a Dios. A Él le importa todo acerca de usted. ¡La Biblia dice que hasta tiene contados los cabellos de su cabeza! (véase Lucas 12.7) Él cuida profundamente cada detalle infinito en su vida, y su poder va más allá de toda comprensión. Empiece a hablar de sus bendiciones y a reclamar su sanidad.

> Bendice, alma mía, a Jehová, y bendiga todo mi ser su santo nombre. Bendice, alma mía, a Jehová, y no olvides ninguno de sus beneficios. Él es quien perdona todas tus iniquidades, el que sana todas tus dolencias; el que rescata del hoyo tu vida, el que te corona de favores y misericordias; el que sacia de bien

tu boca de modo que te rejuvenezcas como el águila.

SALMO 103.1-5

Estamos atribulados en todo, mas no angustiados; en apuros, mas no desesperados; perseguidos, mas no desamparados; derribados, pero no destruidos; llevando en el cuerpo siempre por todas partes la muerte de Jesús, para que también la vida de Jesús se manifieste en nuestros cuerpos.

2 CORINTIOS 4.8-10

Ahora bien, si usted ya está usando los nutrientes mencionados y mantiene su relación íntima con el Señor, tal vez podría pensar en otra clase de terapia para tratar su angina.

¿Ha considerado la terapia de quelación?

En 1956 el Dr. Norman Clarke trató con AEDT (ácido etileno diamine tetraacético) a un obrero que presentaba lesiones provocadas por intoxicación con plomo. Después que el paciente terminó su tratamiento, el doctor observó que también había desaparecido la angina en el hombre. Pronto otros médicos siguieron los pasos del Dr. Clarke, y en 1972 se formó la Universidad Estadounidense para el Avance de la Medicina. Sus funciones eran educar médicos y proveer investigaciones adicionales en la terapia de quelación.

La terapia de quelación utiliza AEDT junto con vitaminas y minerales para mejorar el flujo sanguíneo y para purgar al cuerpo de metales pesados tóxicos. Inicialmente se pensaba que el AEDT destapaba las arterias al sacar el calcio de la placa. Ahora sabemos que mejora el flujo sanguíneo mediante la eliminación de hierro, cobre, plomo, cadmio y otros metales tóxicos del cuerpo. Los médicos que administran esta terapia reconocen que la arteriosclerosis no solo afecta las arterias del corazón, sino también a las arterias y capilares más pequeños de todo el organismo, incluyendo los dedos de las manos y de los pies. En otras palabras, la terapia mejora el flujo sanguíneo en todo el organismo, mientras que los angioplastos y los desvíos coronarios injertados

> *Sé vivir humildemente, y sé tener abundancia; en todo y por todo estoy enseñado, así para estar saciado como para tener hambre, así para tener abundancia como para padecer necesidad. Todo lo puedo en Cristo que me fortalece.*
> FILIPENSES 4.12-13

tratan solamente pequeñas áreas de arteriosclerosis.

Los médicos descubrieron que pacientes que sufren de arteriosclerosis e intoxicación con plomo reportan sorprendentes beneficios con la terapia de quelación. En estos beneficios se encuentran: 1) los pacientes pudieron caminar más; 2) quienes sufrían de angina pudieron ejercitarse con más energía sin desarrollar dolores de pecho; 3) los pacientes con dolores en las piernas, provocados por la mala circulación, ya no experimentaron dolor y pudieron caminar más antes de que apareciera el dolor. Junto con estos beneficios que alivian los síntomas está el hecho de que el AEDT también restaura la producción normal de prostaciclina (hormona prostaglandina que previene los coágulos sanguíneos y los espasmos arteriales) y mejora el flujo sanguíneo aun en arterias afectadas.

El AEDT también puede reducir la producción de radicales libres, ¡los cuales atacan nuestras estructuras celulares y debilitan en gran manera nuestros sistemas inmunológicos! Creo que la persona con mala circulación, y que padece toxicidad por metales pesados (como cadmio y plomo), debería utilizar la terapia de quelación al menos una vez por semana, por veinte o cuarenta tratamientos, para luego continuarla una vez al mes como mantenimiento.

¿Mira usted hacia el futuro?

Uno de los problemas básicos que se presentan con la angina y otras enfermedades cardíacas, es la mala circulación debido a la arteriosclerosis. Esta ocasiona una disminución del suministro sanguíneo a órganos vitales del cuerpo como el cerebro, el corazón o los riñones. A su vez, la mala circulación hace que se forme más placa, la cual crea un círculo vicioso que finalmente lleva a un paro y ataque cardíaco, a insuficiencia renal o a posible amputación de una extremidad.

Como ayuda le recomiendo que siga el plan balanceado de carbohidratos, proteínas y grasas. Le sugiero que se tome un momento para ir al apéndice A en el final de este libro y revise ese plan. Dios conoce el dolor de pecho que usted siente y le ha dado medios espirituales y naturales para acabar con este mal y caminar en la salud divina. Su deber ahora es caminar con fe y aplicar el conocimiento que tiene. Mientras escribe su receta de cura bíblica, recuerde la promesa sanadora de Dios: «Yo haré venir sanidad para ti, y sanaré tus heridas» (Jeremías 30.17).

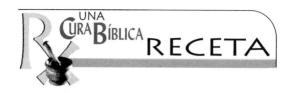

Marque el tiempo con Dios

¡Es hora de dejar de pensar en la medicina por un instante! Tome algunos minutos en silencio, dirija sus pensamientos al Señor y medite en cada uno de los versículos siguientes. Al hacerlo, permanezca en silencio y tranquilo ante el Señor y considere las respuestas que obtenga ante la presencia de Él. ¿Cómo revelan estas respuestas los verdaderos deseos de su corazón? ¿Sus necesidades más apremiantes? ¿Sus más grandes desafíos mientras confronta la afección cardíaca? Simplemente subraye las frases que más se aplican a su situación, y luego ore a Dios pidiéndole que supla sus necesidades y sane su cuerpo.

Lea estos versículos:

- Isaías 41.10
- 1 Pedro 5.10-11
- Filipenses 3.20-21

Si es posible, durante la semana siguiente hable de sus marcas bíblicas con un miembro de la familia, un amigo o un pastor. Mediten juntos y anímense uno al otro.

Capítulo 5

Esperanza de vencer la hipertensión

Quizás usted acaba de descubrir que tiene alta presión sanguínea *(hipertensión)*, o tal vez ya esté tomando medicamentos contra ella. Frecuentemente se denomina a la hipertensión como el asesino silencioso, debido a que en muchas ocasiones pasan varios años sin detectarla.

Tengo buenas noticias para usted. Dios ha creado una cantidad de medios naturales para bajar su presión alta o para mantenerla dentro de los límites normales. Los exploraremos juntos. Consulte a su médico antes de dar cualquier nuevo paso. Asegúrese además de consultar con Dios en la búsqueda del poder sanador y de la guía para su vida.

UNA ORACIÓN DE CURA BÍBLICA PARA USTED

Dios Todopoderoso, sana mi cuerpo y baja mi presión sanguínea. Que mi corazón y todo mi sistema circulatorio sean sanos en el nombre de Jesús. Señor, te pido tu guía en los pasos correctos que debo tomar para bajar mi presión arterial y para vivir por fe, no por dudas; por esperanza, no por desaliento; y para vivir en divina sanidad, no en enfermedad. En el nombre de Jesús. Amén.

Revise su presión energizing

Usted necesita saber si tiene presión alta. Si no trata este mal, con los años podría ocasionarle tanto daño a su corazón y a sus arterias, que tendría un gran riesgo de ataques y paros cardíacos.

Según estudios, se calcula que uno de cada cuatro adultos en LOS Estados Unidos está luchando contra la presión alta, y que más deL 30% están totalmente inconscientes de su mal. Muchos de estos individuos no muestran ninguna clase de síntoma y a menudo pasan años sin diagnóstico ni tratamiento.

Someterse regularmente a una revisión de su presión arterial le puede ayudar a recibir a tiempo el diagnóstico y el tratamiento, lo cual reduce en gran manera los riesgos de complicaciones futuras.

Pues bien, ¿tiene usted presión alta? Le recomiendo que vea a su médico para averiguarlo. Sin embargo, es posible que obtenga una cifra aproximada de su presión arterial en la máquina de su farmacia local. He aquí cómo se define por números la presión sanguínea alta o hipertensión.

✓ UNA CURA BÍBLICA REALIDADES

Categorías para los niveles de presión arterial en los adultos

- *La hipertensión dentro de los límites* se define como presión arterial sistólica entre 120 y 160, y diastólica entre 90 y 94.
- *La hipertensión suave* se define como sistólica entre 140 y 160, y diastólica entre 95 y 104.
- *La hipertensión moderada* se define como sistólica entre 140 y 180, y diastólica entre 105 y 114.

- *La hipertensión grave* se define como sistólica más de 160 y diastólica más de 115.

En general, si usted tiene una lectura sistólica de más de 140 y diastólica de más de 90, debería pensar más detenidamente en el asunto. Muchos casos de presión alta se pueden controlar totalmente por medio de dieta y de cambios en el estilo de vida. No obstante, los pacientes con hipertensión grave deberían tomar medicinas contra la hipertensión, tales como un inhibidor ACE. El Comité de la Junta Nacional para la Detección, Evaluación y Tratamiento de la Presión Alta recomienda que se usen terapias sin medicamentos para tratar la hipertensión dentro de los límites y la hipertensión suave. Casi la mitad de las personas con presión alta caen dentro de esta categoría.[1]

Si usted descubre que tiene presión alta, no se desanime. Puede averiguar con facilidad cuán grave es su mal, para luego aprender lo que debe hacer.

Baje y controle su presión sanguínea

¿Por qué bajar y controlar su presión arterial? Por una razón: Controlar la presión alta puede evitarle insuficiencias cardíacas. Esta forma de afección cardíaca se debe por lo general a una debilidad en el músculo del corazón que lo incapacita para bombear de modo eficaz. La causa podría ser un ataque cardíaco anterior, hipertensión por mucho tiempo o una cardiomiopatía (enfermedad en el músculo del corazón).

Entre los síntomas están la debilidad extrema, fatiga y falta de aliento, especialmente después de hacer ejercicio suave o moderado. La insuficiencia cardíaca es muy común en la población anciana y a menudo se la trata con Lasix, un diurético fuerte. Sin embargo, el uso de Lasix a veces causa una deficiencia de tiamina. Si usted es un paciente

> *Por nada estéis afanosos, sino sean conocidas vuestras peticiones delante de Dios en toda oración y ruego, con acción de gracias. Y la paz de Dios, que sobrepasa todo entendimiento, guardará vuestros corazones y vuestros pensamientos en Cristo Jesús.*
> FILIPENSES 4.6-7

de insuficiencia cardíaca tratándose con Lasix, tome abundantes cantidades de vitaminas del complejo B, especialmente tiamina, en una dosis mínima de 200 miligramos al día. Los individuos con insuficiencia cardíaca también deben limitar sus fluidos. (Es importante mantenerse bajo el cuidado de un cardiólogo y un buen médico nutricionista en su lucha contra esta enfermedad.)

Como ocurre con la mayoría de las afecciones que involucran la salud del sistema cardiovascular, ciertas decisiones en el estilo de vida juegan un papel importante en la prevención y el control de la hipertensión. Estas decisiones incluyen dejar de fumar y de beber, limitar el estrés, hacer ejercicio y no consumir cafeína. Entre los hábitos alimentarios que contribuyen a la hipertensión están: comer mucha sal, azúcar y grasas saturadas; no consumir suficiente fibra; y no tomar suficiente potasio, magnesio y calcio.

Por medio de la ayuda de Cristo, usted puede hacer cambios en su estilo de vida para bajar su presión arterial. Usted no está solo. Él le dará ánimo y poder mediante su Espíritu, no solo para tomar decisiones saludables sobre cómo vivir y qué comer, sino también para continuar con su decisión. Tómese tiempo hoy día para decirse a menudo este versículo en voz alta y reclame la fortaleza del Señor en su nuevo estilo de vida: «Todo lo puedo en Cristo que me fortalece» (Filipenses 4.13).

Tome específicamente al menos los cuatro pasos siguientes para mantener a raya a la hipertensión:

1. Mantenga su peso ideal

Conservar su peso ideal es uno de los factores más importantes para bajar la presión arterial. Si usted debe perder peso le recomiendo el plan balanceado de carbohidratos, proteínas y grasas que doy al final de este libro.

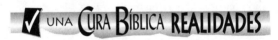

Claves para perder peso

- Beba diariamente medio galón de agua embotellada o filtrada. Lo mejor es beber dos vasos de ocho onzas media hora antes de cada comida, o uno a dos vasos de ocho onzas dos horas y media después de cada comida.
- Consulte con su médico un plan regular de ejercicios físicos.

- Evite el azúcar.
- Coma frutas; sin embargo, evite los jugos de frutas.
- Evite el alcohol.
- Evite todos los alimentos fritos.
- Evite, o disminuya dramáticamente, las féculas. Entre estas se encuentran todos los panes, galletas, donas, papas, pastas, arroz, maíz y frijoles negros, pintos o colorados. Limite también el consumo de bananos.
- Coma frutas frescas; verduras al vapor, sofritas o crudas; carnes magras; ensaladas, preferiblemente con aceite extra virgen de oliva y vinagre; frutas secas (almendras, nueces, avellanas, maní orgánico) y semillas.
- Use suplementos fibrosos, como Fiber Plus, Perdiem Fiber o cualquier otra fibra sin NutraSweet o azúcar.
- Si está estreñido tome dos cucharadas al día de leche de magnesia.
- Como refrigerio, prefiera Iron Man Bars, Zone Bars o Balance Bars. Mis refrigerios favoritos son las barras balanceadas con yogur, miel y maní. Las puede conseguir en una tienda naturista.
- No coma después de las siete de la noche.
- Hágase revisar por su médico o nutricionista antes de comenzar cualquier nuevo plan.

2. Transforme su dieta

Usted tendrá que dejar algunas cosas y agregar otras. Empiece comiendo más frutas y verduras. Las plantas tienen grandes cantidades de potasio y pocas de sodio. También le dan ácidos grasos esenciales, fibra, calcio, magnesio y vitamina C. Consumir alimentos frescos y naturales, incluyendo cantidades de frutas y verduras, le da maravillosos beneficios a la persona hipertensa.

Además, ¿por qué no comenzar a usar un extractor de jugos? Extraiga y beba una o dos veces al día jugos de zanahorias, manzanas, perejil y apio. Beba al menos media taza al día de jugo de apio orgánico, pues se ha descubierto que el apio puede bajar la presión arterial.

Otros alimentos que podrían ayudarle a bajar su presión sanguínea son:

- ajo y cebolla

- vegetales de hojas verdes

- salmón

- macarela y otros pescados de agua fría

- alimentos ricos en fibra como granos integrales y legumbres

He aquí algunos otros pasos importantes que puede seguir para bajar su presión arterial:

Aumente el consumo de potasio y disminuya el de sal, porque una dieta rica en sodio y baja en potasio está asociada con la hipertensión. La mayor parte del potasio se encuentra dentro de las células del cuerpo, mientras que la mayor parte del sodio se encuentra fuera de ellas. Los alimentos procesados contienen elevadas cantidades de sodio, y durante el proceso de cocción el sodio se aumenta aun más.

> *Dios no nos ha dado espíritu de cobardía, sino de poder, de amor y de dominio propio.*
> 2 TIMOTEO 1.7

Los estadounidenses agregan solamente una pequeña cantidad de sodio del salero a sus comidas, por tanto la mayor parte viene de los alimentos procesados que compramos y de la sal que agregamos al cocinarlos. Reduzca su consumo de alimentos procesados y de sal. Al consumo de estos alimentos se debe que la mayoría de estadounidenses consuman dos veces más sodio que potasio. Deberíamos consumir cinco veces más potasio que sodio. La única manera de asegurar este equilibrio es usar el extractor de jugos y verduras, y tomar regularmente jugos de frutas y verduras.[2]

Usted también podría tomar suplementos de potasio mientras disminuye el consumo de alimentos procesados. Un buen medio de conseguir su potasio está en la marca *NoSalt* (o cualquier otra variedad similar de sustituto de la sal), que contiene 530 miligramos de potasio por cada sexta parte de cucharadita. Usted puede tomar de uno a tres gramos de sales potásicas al día. Una dosis de 400 miligramos de magnesio tres veces al día también podría bajar la presión sanguínea. Consulte siempre a su médico antes de tomar magnesio o potasio.

> *No os afanéis por vuestra vida, qué habéis de comer o qué habéis de beber; ni por vuestro cuerpo, qué habéis de vestir. ¿No es la vida más que el alimento, y el cuerpo más que el vestido? Mirad las aves del cielo, que no siembran, ni siegan, ni recogen en graneros; y vuestro Padre celestial las alimenta. ¿No valéis vosotros mucho más que ellas?*
> MATEO 6.25-26

La *vitamina C* también baja la presión arterial porque ayuda al cuerpo a eliminar metales pesados como plomo. El consumo diario recomendado para los adultos es de 60 miligramos; sin embargo, recomiendo entre 100 y 300 miligramos al día.

El *ajo* también baja la presión sanguínea. Recomiendo tomar una dosis de 400 miligramos tres veces al día, o 4.000 microgramos de contenido de alicín tres veces al día.

La *vitamina B_6* también puede ayudar a bajar la presión arterial debido a sus efectos diuréticos o a la reducción de los niveles de norepinefrín. La dosis de B_6 es de 50 a 100 miligramos por día.

Los *aceites de pescado y de linaza* también son eficaces para mantener bajos los niveles de presión arterial. Una tableta de aceite de linaza, una o dos veces al día, o tres cápsulas de aceite de pescado tres veces al día, son muy eficaces para bajar la presión.

La *coenzima Q_{10}*, en una dosis de 100 a 200 miligramos al día, también puede reducir la presión arterial.

Las *tabletas de espárrago* ayudan a reducir la presión arterial. El espárrago es un diurético natural que se toma en una dosis de dos tabletas, tres veces al día.

La *terapia de quelación* también ayuda a bajar la presión al envolver los metales pesados, como plomo y cadmio, para que el cuerpo pueda desecharlos a través de los riñones. He sido testigo de presiones sanguíneas reducidas dramáticamente después que las personas se someten a tratamientos con terapia de quelación.

Estos cambios dietéticos y de estilo de vida impactarán dramáticamente su presión arterial. Después de consultar a su médico intente una combinación de estas recomendaciones y descubra nueva esperanza para vencer la presión.

3. Haga ejercicios regularmente

¿Cuándo fue la última vez que usted salió de casa y caminó, trotó o montó en bicicleta por los alrededores? O, ¿está participando en alguna clase de ejercicio regular y moderado? ¡Es tiempo de pararse de esa silla y volverse activo! El ejercicio regular es uno de los mejores medios de mantener la buena salud. El ejercicio bombea oxígeno a las células, lo que da a su cuerpo capacidad extra para ganar la guerra contra las afecciones cardíacas. Por supuesto, cualquier programa de ejercicios debe estar bajo la supervisión de su médico.

4. Baje el estrés

Un paso natural para reducir el estrés es tomar 70 miligramos de kava tres veces al día, o 5-HTP (hidroxi-L-triptofán), 50 a 100 miligramos, tres veces al día con las comidas. El 5-HTP no se debe tomar con otros antidepresivos como Prozac, Zolft o Paxil.

LA CURA BÍBLICA Y USTED

Baje el estrés

Baje el estrés meditando en la Palabra de Dios, especialmente en pasajes acerca de la paz, como este: «Sed llenos del Espíritu, hablando entre vosotros con salmos, con himnos y cánticos espirituales, cantando y alabando al Señor en vuestros corazones; dando siempre gracias por todo al Dios y Padre, en el nombre de nuestro Señor Jesucristo» (Efesios 5.18-20).

Además, usted puede reducir el estrés viviendo más para otros. Llevar una existencia menos egoísta significa menor preocupación y menor política dominadora hacia los acontecimientos de la vida. Pablo llevó una vida crucificada al yo: «Con Cristo estoy juntamente crucificado, y ya no vivo yo, mas vive Cristo en mí; y lo que ahora vivo en la carne, lo vivo en la fe del Hijo de Dios, el cual me amó y se entregó a sí mismo por mí» (Gálatas 2.20). Pregúntese hoy día: «¿Cómo podría amar a otros y vivir para Cristo y no para mí mismo?» Déjese de enfocarse en sí mismo y en sus problemas, y ponga los ojos en Cristo (Hebreos 12.1-2).

Le ofrezco un poco de ánimo

Acabamos de llegar al final de este librito sobre las afecciones cardíacas. Espero que haya encontrado alguna esperanza y ánimo en estas páginas. Sé que tener dolencias cardíacas de cualquier clase puede ser algo terrible, pero los principios médicos y bíblicos en este folleto pueden en realidad establecer la diferencia. Quiero animarle, sin embargo, a buscar en Dios la fortaleza y la sabiduría para comenzar a dar los primeros pasos hacia el cambio. Aunque su sistema cardiovascular esté relativamente sano en este momento, hacer algunos de los cambios nutricionales que recomiendo influirá por completo en su futuro.

Pero cualquiera que sea su situación, recuerde por favor que su vida, con todas sus alegrías y tristezas, está siempre adherida al propio corazón de Dios. ¡A Él le importa su corazón! Por tanto, confíe en su bondad para hoy, para mañana y para cada día siguiente. Él se ocupa de usted, y su promesa es que nunca lo dejará. (Véase Mateo 28.20.) Esta es la más grande promesa que usted pudo haber tenido.

Confíe en el Señor

Alza sobre nosotros, oh Jehová, la luz de tu rostro. Tú diste alegría a mi corazón mayor que la de ellos cuando abundaba su grano y su mosto. En paz me acostaré, y asimismo dormiré; porque solo tú, Jehová, me haces vivir confiado.

Salmo 4.6-8

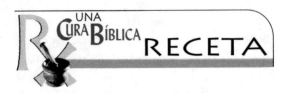

Resumen de su progreso

A la luz de lo que ha aprendido, enumere tres cosas que NO está haciendo ahora y que debe hacer para disminuir el riesgo de las afecciones cardíacas en su futuro:

1. _____
2. _____
3. _____

Enumere tres cosas que ESTÁ haciendo bien y que debe continuar haciendo:

1. _____
2. _____
3. _____

Anote tres pasajes bíblicos que le levantan la esperanza mientras vence las dolencias cardíacas:

_____
_____

Apéndice A

El plan balanceado de carbohidratos, proteínas y grasas

No existe la dieta perfecta para todo el mundo. Un régimen que es saludable para una persona puede en realidad ser peligroso para otra debido a alergias, sensibilidades, tipos de sangre, molestias gastrointestinales y otros factores.

La dieta de la mayor parte del pueblo estadounidense contiene excesiva cantidad de grasa, azúcar, sal y almidón, y tiene una gran escasez de fibra. La clave para un final estilo de vida saludable se encuentra en comer principalmente frutas, verduras, granos integrales, frutos secos, semillas, frijoles, legumbres y carnes magras.

Evite el azúcar blanco y la harina refinada; evite las grasas, entre ellas las hidrogenadas, las saturadas y las poli-insaturadas procesadas al calor, tales como fiambres de cerdo, carnes curadas y salchichas; y evite alimentos con mucha sal. Limite también su consumo de carnes rojas, prefiriendo los cortes más magros.

El plan nutritivo que recomiendo a mis pacientes es el programa balanceado de carbohidratos, proteínas y grasas. He aquí cómo funciona. Cada vez que coma debe combinar alimentos en una proporción de 40% de carbohidratos, 30% de proteínas y 30% de grasas.

Este programa equilibra la proporción adecuada de carbohidratos, proteínas y grasas, y por consiguiente controla la insulina.

Los elevados niveles de insulina disminuyen el rendimiento físico y es uno de los principales indicadores que se usan para evaluar el riesgo de desarrollar afecciones cardíacas. Para simplificar este programa enumeraré las categorías y los grupos de alimentos, y luego demostraré cómo usar los grupos durante el día. Veamos algunas comparaciones.

- Un grupo de proteínas es igual a siete gramos de proteína, los cuales equivalen aproximadamente a una onza de carnes, tales como res o ternera, pechuga de pollo, pechuga de pavo, etc.

- Un grupo de carbohidratos es igual a nueve gramos de carbohidratos, los cuales equivalen a media rebanada de pan, un cuarto de rosquilla, un quinto de taza de arroz, un tercio de un banano, media manzana o un cuarto de taza de pasta. Más adelante explicaré esto más detalladamente.
- Un grupo de grasas es igual a gramo y medio de grasa, lo cual equivale a un tercio de cucharada de aceite de oliva, seis maníes, tres almendras, una cucharada de aguacate, etc.

Usted estará consumiendo porciones muy superiores al tamaño de cada grupo individual de alimentos. Es más, la mujer sedentaria promedio come tres grupos de alimentos en cada comida, más un grupo a media mañana, uno a media tarde y uno en la noche. Una mujer activa que hace ejercicio tres o cuatro veces por semana, como mínimo treinta minutos, podría consumir cuatro grupos con cada comida y un grupo entre comidas y en la noche.

Un hombre sedentario podría tener cuatro grupos de alimentos en cada comida y uno entre comidas y en la noche; mientras que un hombre activo que hace ejercicio al menos treinta minutos, tres o cuatro veces por semana, podría tener de cinco a seis grupos con cada comida y uno entre comidas y en la noche.

Analicemos los diferentes grupos de alimentos... comenzando con la proteína.

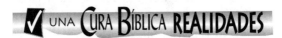

Grupos de proteínas

(Aproximadamente siete gramos de proteína por cada grupo)

Carnes

Una onza de pechuga de pollo o de pavo, sin piel, o pollo de granja. O una onza de carne oscura de pavo sin piel, carne oscura de pollo sin piel, hamburguesa con menos de 10% de grasa, chuletas magras de cerdo, jamón sin grasa, tocino canadiense sin grasa, carne magra de cordero o de ternera. Observación: No recomiendo comer regularmente cerdo y jamón. Si un individuo tiene una enfermedad degenerativa debe evitar completamente estas carnes.

Pescado

Coma onza y media de los siguientes:

Salmón	Macarela
Orange roughy	Pargo
Lenguado	Mahi-mahi
rucha	Halibut
Mero	

Huevos, productos lácteos y proteína de soya
Huevos; un huevo entero o tres claras de huevo
Productos lácteo; suna onza de queso bajo en grasa, un cuarto de taza de requesón bajo en grasa
Proteína de soya; un tercio de onza de polvo proteínico, un cuarto de hamburguesa de soya, tres onzas de tofu

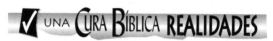

Grupos de carbohidratos

(Aproximadamente nueve gramos de carbohidratos por cada grupo)

Frutas
Una mandarina, limón, lima, kiwi o durazno
Media manzana, naranja, toronja, pera o nectarina
Un tercio de banano
Una taza de fresas, frambuesas
Un tercio de taza de sandía cortada en cubitos, melón cortado en cubitos
Media taza de melón blanco cortado en cubitos, cerezas, moras, arándanos, uvas, piñas cortadas en cubitos, papaya
Un tercio de compota de manzana, mango

Jugos
Un cuarto de uva, piña

Un tercio de manzana, toronja, naranja, limón
Tres cuartos de taza de V8

Verduras cocidas
Un octavo de taza de frijoles cocidos
Un quinto de taza de papas o de puré de papas
Un cuarto de taza de lentejas, frijoles negros, frijoles colorados, frijoles blancos, frijoles pintos, frijoles refritos, maíz
Un tercio de taza de guisantes, papa horneada
Una taza de espárragos, habichuelas, zanahorias
Taza y cuarto de brócoli, espinaca, calabaza
Taza y un tercio de repollo
Taza y media de calabacín, repollitos de Bruselas, berenjena
Taza y tres cuartos de nabos verdes
Dos tazas de coliflor, col rizada

Vegetales crudos
Un pepino
Dos tomates
Una taza de cebolla (picada), guisantes
Taza y media de brócoli
Dos tazas de coliflor
Dos tazas y media de apio, pimentón verde (picado)
Tres tazas de repollo, champiñones (picados)
Cuatro tazas de lechuga romana (picada), pepino (en rebanadas)
Seis tazas de espinaca

Granos
   Un quinto de taza de arroz integral o blanco
   Un quinto de taza de pasta cocida
   Un tercio de taza de harina de avena cocida (o media onza de avena entera), o sémola de maíz
   Un cuarto de rosquilla, panecillo inglés
   Medio biscocho, barquillo, o la mitad de un panqué de diez centímetros, tortilla de harina
   Media onza de cereal seco
   Un queque de arroz o tortilla de maíz
   Cuatro galletas saladas

Productos ricos en azúcar
   Media cucharadita de miel o de melaza
   Dos cucharadas de sirope (jarabe) de arce
   Dos cucharaditas de salsa de tomate, gelatina (preferiblemente de fructosa)

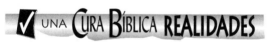

Grupos de grasas

Un tercio de cucharada de mantequilla de almendras, aceite de olivas, aceite de canola, aceite de linaza
Un tercio de cucharada de mantequilla de maní natural

Una cucharada de aceite de oliva y aderezo de vinagre, mayonesa, nueces picadas
Una cucharadita de aguacate, guacamole
Una nuez macadamia entera
Cucharadita y media de almendras (rebajada)
Tres almendras, aceitunas, pistachos, castañas
Seis maníes

Lo básico

Un ejemplo de una comida con los cuatro grupos de alimentos sería: Cuatro onzas de pollo (igual a cuatro grupos de proteína); una taza de espárragos cocidos, una lechuga y una taza de frijoles colorados (todo junto equivale a cuatro grupos de carbohidratos); una cucharada de aceite de oliva y aderezo de vinagre (igual a cuatro grupos de grasa).

Para simplificar aun más este plan de alimentación, piense en la palma de su mano e imagínese colocando una pieza de proteína (como un pedazo de pollo, pavo, pescado o carne roja magra) del tamaño de ella. A continuación ahueque las manos e imagínese poniendo en ellas la cantidad de verduras o frutas que puede contener. Debería agregar doce almendras, doce castañas o doce pistachos o veinticuatro maníes. Usted está tomando los ingredientes para su alimentación sana.

Lo mejor es limitar dramáticamente las féculas, entre ellas pan, rosquillas, galletas, pasta, arroz, galletas saladas, rosetas de maíz, frijoles secos, cereales, maíz, papas, papas fritas, tortillas y cualquier otro producto feculoso. Recomiendo comer durante el día abundante desayuno, almuerzo y merienda y refrigerios suaves a media mañana, media tarde y noche. Consuma la comida de la noche antes de las siete de la noche.

Las personas con enfermedades degenerativas como afecciones cardíacas, presión arterial alta, colesterol alto, diabetes, hipoglicemia, cáncer, o los pacientes que desean salud óptima, deberían seguir cuidadosamente el programa balanceado de carbohidratos, proteínas y grasas.

Si este programa le parece demasiado complicado, sencillamente siga estas instrucciones básicas:

1. Reduzca el consumo de alimentos ricos en féculas: pan, galletas, rosquillas, galletas saladas, maíz, rosetas de maíz, papas, boniato, papas fritas, pastas, arroz, frijoles y bananos. Mejor aun, elimínelas por completo.

2. Evite todo alimento elaborado con azúcar blanca, como caramelos, galletas, pasteles, tortas y donas. Si debe usar azúcar, prefiera Sweet Balance o Stevia, dulcificantes hechos de la fruta kiwi. Prefiera la fruta entera en vez de los jugos de frutas.

3. Incremente su consumo de vegetales no feculosos como espinaca, lechuga, repollo, brócoli, espárragos, frijoles tiernos y coliflor.

4. Prefiera las proteínas saludables como pechuga de pavo y de pollo, pescado, carne de res orgánica, requesón bajo en grasa, etc. Seleccione alimentos sanos como nueces, semillas, aceite de linaza, aceite de oliva extra virgen o pequeñas cantidades de mantequilla orgánica. Use aceite de oliva extra virgen y vinagre como aderezo de ensaladas. Prefiera las grasas saludables que hemos enumerado en vez de las poli-insaturadas, saturadas e hidrogenadas.

5. Consuma tres comidas al día que consistan de fruta, verduras no feculentas, carne magra y grasa buena. También debería comer

un refrigerio sano a media mañana, a media tarde y en la noche.

Estoy seguro de que al seguir estas pautas experimentará un aumento de energía y mejorará su salud.

Apéndice B

La terapia de quelación

Existen diversas opiniones acerca de la terapia de quelación. He aquí la declaración oficial de la Asociación Estadounidense del Cáncer, puesta en la Internet en la página www.americanheart.org en 1999.

> La Asociación Estadounidense del Cáncer ha revisado la literatura disponible para el uso de quelación (ácido etilenodiamino tetraacético, E.D.T.A. por sus siglas en inglés) en el tratamiento de las afecciones cardíacas arterioscleróticas. No se encontró ninguna evidencia científica que demuestre algún beneficio de esta clase de terapia.
>
> La terapia de quelación es un tratamiento reconocido para metales pesados (como plomo) intoxicantes. Inyectado en la sangre, el EDTA envuelve los metales y permite que sean desalojados del cuerpo en la orina. Hasta el presente no ha habido estudios científicos adecuados, controlados y publicados que apoyen de manera científica y metodológica esta terapia. La Administración de

> Alimentos y Fármacos de los Estados Unidos (FDA, por sus siglas en inglés), los institutos nacionales de salud (NIH, por sus siglas en inglés) y el Instituto Estadounidense de Cardiología concuerdan en este punto con la AHA (Asociación Estadounidense de la Salud). Además, usar esta forma de tratamiento aún no demostrado podría privar a los pacientes de los beneficios bien establecidos de muchos otros métodos valiosos para tratar esas enfermedades.
>
> Un estudio reciente de la terapia de quelación, usando metodología actualmente aprobada de manera científica, determinó que la terapia de quelación del E.D.T.A. no era más eficaz que un placebo (píldora de azúcar) para tratar a hombres y mujeres con afección vascular secundaria en las piernas (claudicación intermitente).
>
> Por consiguiente, todavía no hay evidencia científica que demuestre ningún beneficio de esta clase de terapia.

Hay sin embargo multitudes de testimonios individuales que apoyan esta terapia. Si usted está considerando usarla, le animo a hacer su propia investigación acerca de ella y a sacar sus propias conclusiones de lo mejor para usted. Si presenta intoxicación aguda por metales pesados, como demasiadas cantidades de plomo, cadmio, etc., en un examen de seis horas de orina después de aplicarse un agente quelación como DMSA O

EDTA, entonces quizás se debería beneficiar de la terapia de quelación. Si tiene alta intoxicación con metales pesados, junto con afección vascular secundaria o complicaciones a la arteria coronaria, es posible que estas enfermedades se puedan mejorar con el quelación de los metales pesados.

El doctor Colbert nació en Tupelo, Mississippi. Asistió al Instituto de Medicina Oral Roberts en Tulsa, Oklahoma, donde obtuvo una licenciatura de ciencias en biología, además de su doctorado en medicina. El doctor Colbert terminó su internado y residencia en el Florida Hospital de Orlando, Florida.

Si desea mayor información sobre sanidad divina y natural, o sobre *Divine Health Nutritional Products*®, puede ponerse en contacto con el doctor Colbert:

DR. DON COLBERT
1908 Boothe Circle
Longwood, FL 32750
Teléfono 407-331-7007
www.drcolbert.com.